BEI GRIN MACHT SICH IHR WISSEN BEZAHLT

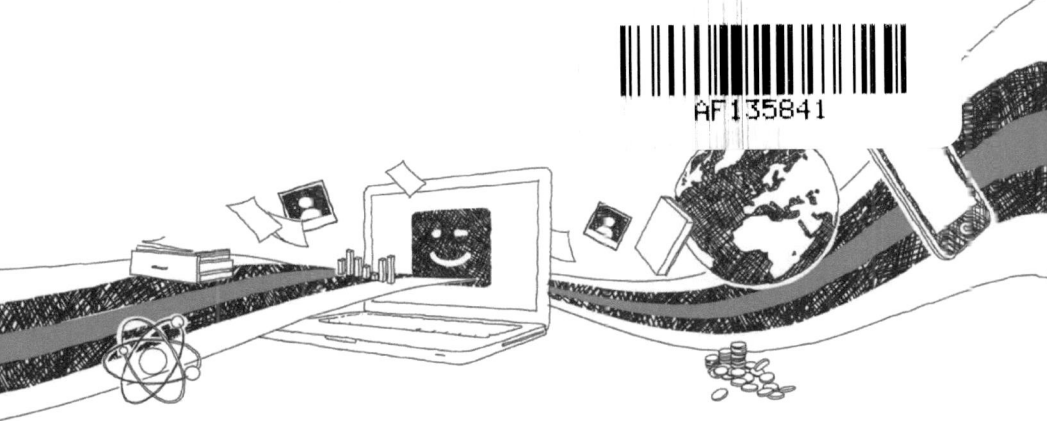

- Wir veröffentlichen Ihre Hausarbeit,
  Bachelor- und Masterarbeit

- Ihr eigenes eBook und Buch -
  weltweit in allen wichtigen Shops

- Verdienen Sie an jedem Verkauf

Jetzt bei www.GRIN.com hochladen und kostenlos publizieren

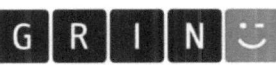

Innovative Versorgungsformen im Gesundheitsmanagement. Prozesse, Techniken und Risiken

Joana Warrelmann

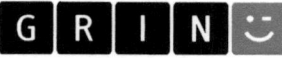

Bibliografische Information der Deutschen Nationalbibliothek:

Die Deutsche Nationalbibliothek verzeichnet diese Publikation in der
Deutschen Nationalbibliografie; detaillierte bibliografische Daten sind
im Internet über http://dnb.d-nb.de abrufbar.

ISBN: 9783346275776
Dieses Buch ist auch als E-Book erhältlich.

© GRIN Publishing GmbH
Nymphenburger Straße 86
80636 München

Druck und Bindung: Books on Demand GmbH, Norderstedt Germany
Gedruckt auf säurefreiem Papier aus verantwortungsvollen Quellen

Das Buch bei GRIN: https://www.grin.com/document/943082

Deutsche Hochschule für

Prävention und Gesundheitsmanagement

Einsendeaufgabe

Fachmodul:	Gesundheitsmanagement III
Studiengang:	MA Prävention und Gesundheitsmanagement
Datum Präsenzphase:	24.09.-26.09.2018
Name, Vorname:	Warrelmann, Joana- J.

Inhaltsverzeichnis

1 Innovative Versorgungsformen

Seit dem Jahr 1970 versucht Deutschland die Kosten im Gesundheitswesen in Schacht zu halten und gleichzeitig die Qualität ausreichend zu sichern (Braun, Güssow & Schumann, 2009, S. 9). Die Steuerung dieser Sicherstellung wird mehr und mehr wettbewerblichen Kooperationen überlassen. Die seit 1990 entwickelten innovativen Versorgungsformen stellen dabei mehrere moderne Kooperationen dar. Sie greifen in unterschiedlicher Weise den Managed-Care-Ansatz aus den USA auf (Braun, Güssow, Schumann, 2009, S. 3). Bei den Kooperationen arbeiten verschiedene Leistungserbringer neben der Regelversorgung zusammen. Die Regeln für diese Kooperationen sind im Sozialgesetzbuch V festgelegt.

1.1 Versorgungsformen nach SGB V

Der Zeitstrahl zeigt die innovativen Versorgungsformen bis 2015.

2007:
Hausarztzentrierte Versorgung (§73b)
Besondere ambulante ärztliche Versorgung (§73c)
Medizinisches Versorgungszentrum (§95 Abs.1)

1997:
Modellvorhaben (§63-65)
Strukturverträge (§73a)

2004:
Integrierte Versorgung (§140a-d)

2015

Abb. 1: Zeitstrahl der innovativen Versorgungsformen bis 2015

Diese sind im Folgenden dargestellt und beschrieben:

Modellvorhaben (§63-65):

- Entwicklung und Tests neuer Versorgungsformen im Rahmen einer Selbstverwaltung
- Eher experimentell
- Zur Verbesserung der Qualität und Wirtschaftlichkeit der Versorgung können Krankenkassen und ihre Verbände Modellvorhaben organisieren und testweise einführen

Strukturverträge (§73a):

- Organisatorisch neue Versorgungsformen mit differenzierten Honorierungssystemen

- Meist regionale Kooperationen von Vertragsärzten

Integrierte Versorgung (§140a-d) (Pimperl, 2015, S.71):
- Auch Gesundheitsmodernisierungsgesetz (GMG)
- Für eine Verbesserung der sektorenübergreifenden Versorgung

Hausarztzentrierte Versorgung (§73b):
- Der Hausarzt als sogenannter „Gatekeeper" bzw. Lotse zum Facharzt
- Direktverträge der Krankenkassen mit den Hausärzten

Besondere ambulante ärztliche Versorgung (§73c):
- Direktverträge der Krankenkassen mit niedergelassenen Ärzten für ambulantes Operieren und spezielle fachärztliche Leistungen

Medizinisches Versorgungszentrum (95 Abs. 1):
- Fachübergreifende ambulante Versorgung

Die innovativen Versorgungsformen unterscheiden sich in mehreren Merkmalen. Diese sind in folgender Tabelle übersichtlich dargestellt.

Tab. 1: Unterschiede der innovativen Versorungsformen (SVR, 2007)

	Modellvorhaben (§63-65)	Strukturverträge (§73a)	Integrierte Versorgung (§140a-d)	Hausarztzentrierte Versorgung (§73b)	Besondere ambulante ärztliche Versorgung (§73c)
Freiwilligkeit des Angebots	X	X	X		X
Interdisziplinär & fachübergreifend	X	X	X		X
Sektorenübergreifend	X		X		
Selektives Kontrahieren möglich	X		X	X	X
Verträge mit KV möglich	X	X		Sofern Leistungserbinger einverstanden	X

5

Eingeschränkter Sicherstellungsauftrag			X	X	X
Besondere finanzielle Anreize			X		X
Verpflichtende Evaluation	X		X		
Zeitl. Befristung	X				
Nutzung von Kopfpauschale möglich	X				

1.1.1 Bsp. Gesundes Kinzigtal - Integrierte Versorgung (§140a-d) (Internetseite Gesundes Kinzigtal, 2018)

Das selbsternannte regionale Gesundheitsverbesserungsunternehmen „Gesundes Kinzigtal" ist ein Beispiel für die integrierte Versorgung nach §140a ff. Sozialgesetzbuch V. Es definiert sich nicht nur als Unternehmen sondern auch als Netzwerk, Modell und Forschungslabor. Das Gesunde Kinzigtal ist seit 2005 für die Verbesserung der Gesundheitsversorgung im Kinzigtal in Baden-Württemberg verantwortlich. Es ist ein Netzwerk aus Haus- und Fachärzten, Physiotherapeuten, Psychotherapeuten sowie Krankenhäuser, Kliniken und Pflegeheimen. Unterstützt werden sie durch aktuell 44 Sport- und Kulturvereine, 5 Fitnessstudios, 17 Apotheken, 18 weitere Partner wie z.B. Musiktherapeuthen oder Logopäden und 5 Friseure & 7 Fußpflegen als Dienstleister für die Pflegeheime. Diese sind als Kooperationspartner auf der Internetseite nach Region sortiert aufgelistet. Partner der ersten Stunde sind die Krankenkassen AOK und LKK Baden-Württemberg. Seit 2016 ist auch die Techniker Krankenkasse integriert.

Das Unternehmen Gesundes Kinzigtal verbessert die Vernetzung der medizinischen und therapeutischen Leistungspartner mit dem Fokus auf die Prävention für den Patienten. Wie bei einer „normalen" Versorgung werden auch Patienten geheilt. Dennoch bietet das Gesunde Kinzigtal auch IT-Lösungen, Kommunikationsregeln und strukturierte Organisationsabläufe um den Patienten präventiv zu behandeln.

Auch an die verpflichtende Evaluation hält das Kinzigtal sich strickt und scheint sehr stolz darauf zu sein.

Die Forschungsgruppe PMV der Universität Köln, das Institut für Medizinische Soziologie der UKE in Hamburg und der Lehrbereich Allgemeinmedizin der Universität Freiburg sind an den Evaluationen beteiligt. Dabei wurden in den letzten Jahren unter anderem

-   Shared Decision Making (SDM): Einstellung der Versicherten zu Versorgungsqualität, Patientenzufriedenheit, Präferenz der Versicherten hinsichtlich Entscheidungsbeteiligung sowie erlebte Beteiligung bei medizinischen und/oder therapeutischen Entscheidungen – Universität Freiburg, Sektion Klinische Epidemiologie und Versorgungsforschung (Prof. Härter)
-   Identifizierung und Abbau von Über-, Unter- und Fehlversorgung (ÜUF) – Universität zu Köln, Forschungsgruppe PMV
-   Identifizierung und Abbau von Über-, Unter- und Fehlversorgung (ÜUF) – Universität zu Köln, Forschungsgruppe PMV

durchgeführt.

1.2 Finanzierung & Vergütung

Innerhalb der innovativen Versorgungsformen wird in Vergütung und Finanzierung unterscheiden.

1.2.1 Vergütung

„Die Vergütung ist das Entgelt für die Leistung" (Binder, 2014, S. 80).

Die verschiedenen Leistungserbringer haben dabei verschiedene Vergütungsformen (Braun, Schumann et al., 2009, S. 11ff.). Ein besonderes Merkmal ist, dass innerhalb der innovativen Versorgungsformen ökonomische Anreize einer effizienten Leistungserbringungen bestehen (Dietrich, 2018, S. 47).

Dabei wird in folgende Formen unterschieden:

-   Kopfpauschale: ein festgelegter zu erbringender Leistungsumfang des Arztes ist festgelegt (kann alle notwendigen Versorgungsleistungen beinhalten) (Amelung, 2007, S. 146). Dabei wird pauschal ein Vergütungsbeitrag, welcher der Kostenträger pro Versicherten zahlt festgelegt (Dietrich, 2018, S.48).
-   Fallpauschale: eine pauschale Vergütung medizinischer Leistungen pro Behandlung bzw. Krankheitsfall (Scheinert, Staub et al., 2000, S. 32f.)

- Ergebnis bzw. erfolgsorientierte Vergütung: ein vorab definiertes Ergebnis wird vereinbart, mittels Effektivitäts- und Effizienzgrößen festgelegt und dann gemessen (Dietrich, 2018, S. 48).
- Gewinnausschüttung: Die Vergütung hängt allein von den Gesamterlösen des Unternehmens ab (Dietrich, 2018, S. 48)

1.2.2 Finanzierung

Bei der Finanzierung handelt es sich um die Beschaffung von den monetären Beträgen. Dies kann entweder intern oder extern geschehen. Üblicherweise fließen hier die Beträge vom Kostenträger zur Versorgungsgesellschaft und von dort zum Leistungserbinger, wie bei der Krankenversicherung in Deutschland. Die folgende Abbildung verdeutlich das Zusammenspiel von Vergütung und Finanzierung.

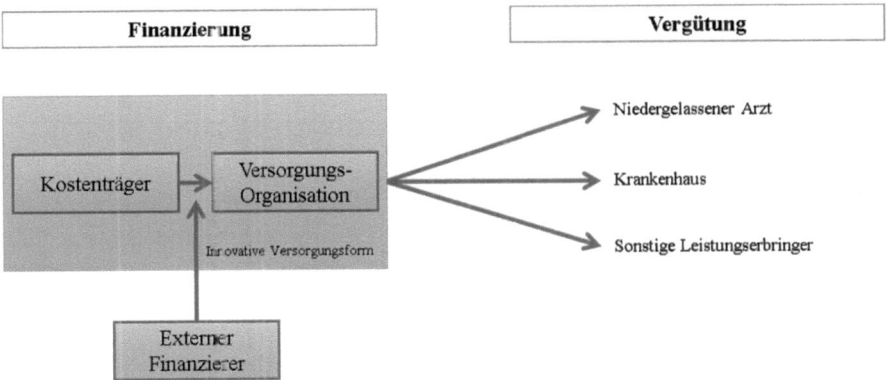

Abb. 2.: Zusammenspiel von Vergütung und Finanzierung (Braun et al., 2009, S. 9)

Es gibt verschiedene Finanzierungsformen in der innovativen Versorgung.

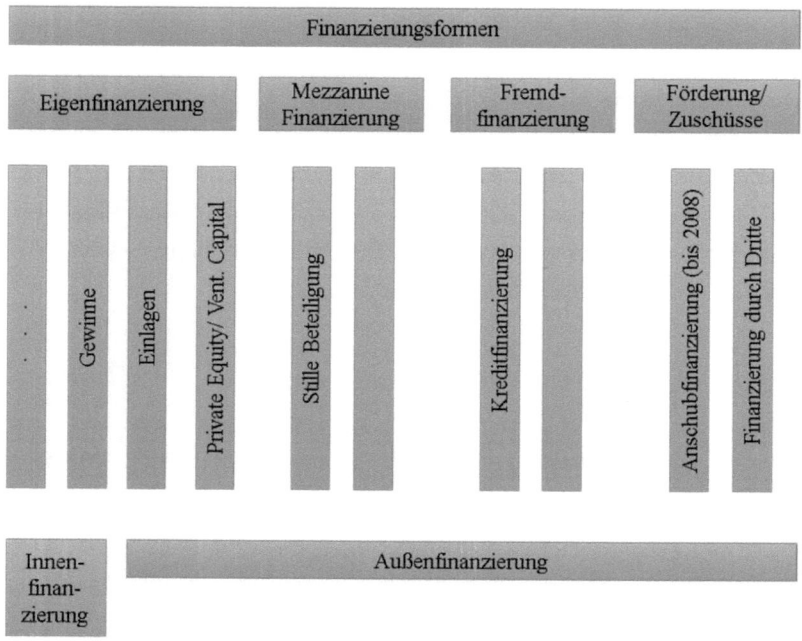

Abb. 3: Finanzierungsformen (Braun et al., 2009, S.10)

Die Hauptfinanzierungsformen sind:

Eigenfinanzierung: Entweder als Außenfinanzierung mit Eigenkapital eines bestehenden oder neuen Gesellschafters oder Als Innenfinanzierung aus z.B. den Gewinnen des letzten Geschäftsjahres (Zantow & Dinauer, 2011, S. 59ff.).

Mezzanine- Finanzierung: Mischform aus Eigen- und Fremdfinanzierung.

Fremdfinanzierung: Vor allem durch Kredite. Z.B. bei einem Neueinstieg in den Markt für die ersten Investitionen des Start-Ups oder zur Materialbeschaffung.

Förderung / Zuschüsse: Finanzielle Mittel aus Fördergeldern oder Zuschüsse.

9

1.2.3 Finanzierung & Vergütung Gesundes Kinzigtal

Seit Januar 2018 hat das Gesunde Kinzigtal sich von dem etablierten Vergütungsmodell über die Kassenärztliche Vereinigung getrennt und führt ein eigenes durch.

Dieses Vergütungsmodell umfasst alle budgetierten Leistungen innerhalb der morbiditätsorientierten Gesamtvergütung und alle nicht budgetierten Einzelleistungen (OptiMedis, 2017). Der selbsterstellte Kinzigtal-Fallwert hat dabei eine tragende Rolle.

Dieser wird wie folgt ermittelt:

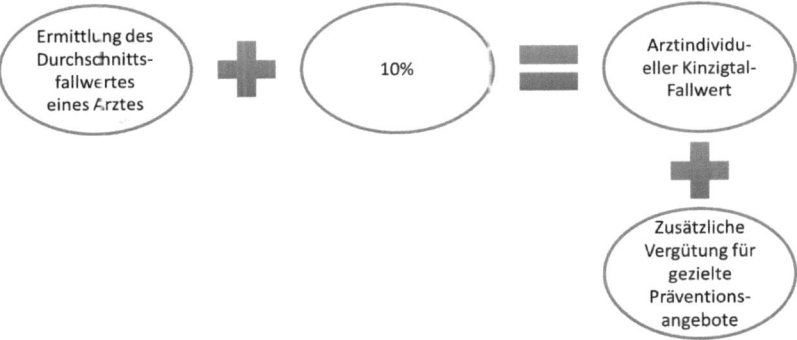

Abb. 4: Errechnung des Kinzigtal-Fallwertes (modifiziert nach OptiMedis, 2017)

Der Kinzigtal-Fallwert stellt den individuellen Durchschnittswert an Fällen des Arztes dar. Dieser Betrag wird den Ärzten garantiert. Die zusätzliche Vergütung für gezielte Prävention hängt vom Engagement der Ärzte ab. Die zusätzlichen 10% bringt die Kinzigtal GmbH aus den bisher erwirtschafteten Gewinnen auf (Gerlof, 2017). Außerdem ist das gesamte Netz mit einer eigenen Patientenkarte ausgestattet, welche den Ärzten eine gemeinsame Patientenakte zur Verfügung stellt. So kann z.B. der Neurologe sehen, was der Kardiologe mit dem Patienten bisher unternommen hat. Mit dem „normalen" deutschen Krankenkassensystem ist dies (noch) nicht möglich. Teilweise wissen die Ärzte nicht voneinander und arbeiten so evtl. gegeneinander oder doppelt.

1.2.3.1 Bisherige Vergütung

Bis Januar 2018 wurden die Ärzte mit dem sogenannten Add-On Modell vergütet. Außerdem gab es eine erfolgsorientierte Vergütung (Gerlof, 2017).

1.3 Relevante Entwicklungen

„Das deutsche Gesundheitssystem gehört im internationalen Vergleich zu den leistungs-fähigsten (OECD 2008). Es bietet einen vergleichsweise umfassenden Leistungskatalog, nahezu einkommensunabhängigen Zugang zu Versorgungsleistungen, beinahe Vollversi-cherung der gesamten Bevölkerung, eine weitreichende solidarische Komponente, eine vergleichsweise schnelle Integration technologischer Innovationen in die Regelversor-gung sowie umfangreiche, gesetzlich vorgeschriebene Maßnahmen zur Sicherung der Versorgungsqualität" (Amelung & Wagner, 2010, S. 169).

Trotzdem steht das deutsche Gesundheitssystem vor unterschiedlichen Her-ausforderungen aufgrund bisheriger Entwicklungen (Gerlinger, 2018). Auf drei dieser Herausforderungen und ihre relevanten Vorgeschichten wird folgend eingegangen.

1.3.1 Prävention und Gesundheitsförderung

Der Sektor Prävention hat in den letzten Jahren immer mehr an Bedeutung gewonnen. Dafür gibt es verschiedene Ursachen. Zum einen wächst die Anzahl der chronischen Er-krankungen, welche das Gesundheitssystem auf lange Sicht mit hohen Kosten belastet. Mit Prävention, z.B. Rauchprävention, können die chronischen Erkrankungen einge-dämmt werden, bzw. die Risikofaktoren gesenkt werden. Somit können die Beitragszah-ler der gesetzlichen Krankenversicherung, Arbeitgeber und die öffentlichen Haushalte entlastet werden. Angesichts der immer älter werdenden Bevölkerung kann so eine Kos-tenexplosion für die Arbeitnehmer und ein noch höherer Fachkräftemangel vorgebeugt werden. Außerdem kann durch Prävention, auch z.B. am Arbeitsplatz, die wachsende Gefahr von Fehlzeiten durch Arbeitsunfähigkeit eingedämmt werden. Die Arbeitnehmer können somit bis ins Rentenalter oder sogar darüber hinaus arbeiten und aktiv in die Krankenversicherung einzahlen. Danach können die Rentner ihre kranken, pflegebedürf-tigen Familienmitglieder versorgen. Diese Familienmitglieder fallen dann nicht dem Sys-tem zur Last und die Fachkräfte können entlastet/gespart werden (Lessenich & van Dyk, 2009, S. 540ff.)

1.3.2 Sicherstellung der Gesundheitsversorgung

Während der demografische Wandel immer weiter fortschreitet, herrscht vor allem in der Kranken- und Altenpflege ein Fachkräftepersonal. Unter anderem verantwortlich dafür ist die Vergütung von Krankenhäusern, die seit 2010 mit einem Fallpauschalensystem geregelt ist.

Dabei wird dem Krankenhaus pro Patienten ein Pauschalbetrag pro Diagnose gezahlt. Den Gewinn zieht ein Krankenhaus demnach aus dem Entgelt der Fallpauschale pro Patienten minus die Kosten für eine Behandlung. Damit ist das Krankenhaus zur Kostensenkung aufgefordert. Vor allem am Personal wird da gespart, was auch zuwider der Qualität einer Behandlung führen kann. 61% der deutschen Bevölkerung sind der Meinung, dass dieser Fachkräftemangel eines der Hauptprobleme des Gesundheitssystems ist (Ipsos, 2018), denn gerade für den Patienten kann dies verehrende Folgen haben, wenn dieser z.B. zu früh aus dem Krankenhaus entlassen wird. Zusätzlich sind die Reha bzw. Physiotherapeuten überlastet und es entstehen höhere Kosten, wenn der Patient noch nicht „bereit" für die folgenden Behandlungen ist (Braun et al., 2010, S. 199ff. & S. 214ff. / BMG, 2009 S. 30f.).

Doch nicht nur die Voraussetzungen für das Pflegepersonal sind ausschlaggeben, sondern auch die hohen Arbeitsanforderungen, die hohe körperliche und psychische Belastung, ungünstige Arbeitszeiten, unangemessenes niedriges Einkommen und die geringe gesellschaftliche Anerkennung machen den Beruf unattraktiv für Berufseinsteiger (Gerlinger, 2018).

Eine durchgreifende Verbesserung der Arbeitsbedingungen muss als zentrale Voraussetzung geschaffen werden.

Außerdem besteht eine Unterversorgung vor allem in den ländlichen Regionen. Somit hat ein Teil der Bevölkerung nur einen unzureichenden Zugang zur Gesundheitsversorgung (Bertelsmann Stiftung, 2014). Immer weniger ausgebildete Ärzte, vor allem Hausärzte, eröffnen eine Praxis in einem ländlichen Gebiet. Schuld daran könnten die schlechte Infrastruktur auf dem Land sein, wenig fachärztlicher Austausch und es kostet einen „frischen" Arzt viel Überwindung alles in seinem Heimatort stehen und liegen zu lassen und sich eine komplett neue Existenz in einer ländlichen Region aufzubauen. Dabei sind nicht nur eigene Unterkunft und Praxisbau ein Thema, sondern auch Familienplanung, Anbindung an Schulen o.Ä. und die eigene Versorgung.

1.3.3 Zusammenlegung der Privaten Krankenversicherung (PKV) und Gesetzlichen Krankenversicherung (GKV)

Das Grundproblem liegt auch hier wieder im demografischen Wandel. Die PKV- Versicherten beteiligen sich nicht am Solidarausgleich der GKV obwohl das Durchschnittseinkommen und damit auch die Beiträge eher höher sind (Rothgang & Domhoff, 2017).

Die Vorteile, die PKV- Versicherte haben, stellen sich außerdem als Nachteile für die GKV- Versicherten heraus. Dabei zu nennen sind die Wartezeiten, welche bei den PKV-Versicherten deutlich kürzer sind aufgrund der höheren Honorare (Lüngen, 2008, S. 1-7). Auch 37% der deutschen Bevölkerung sehen dies als eines der Hauptprobleme des deutschen Gesundheitssystems (Ipsos, 2018).

Außerdem sind alle nicht Pflichtversicherte, die sich aussuchen können ob sie sich privat oder gesetzlich versichern eher in der GKV. Das hat den Grund, dass besonders die Bevölkerungsgruppen mit hohem Risiko einen Aufschlag bei der Versicherung einer PKV zahlen müssen und auch jedes Familienmitglied einzeln versichert werden muss. Dies ist in der GKV nicht der Fall (Gerlingen, 2018).

2 Innovations- Prozess

2.1 Innovations-Entscheidungs-Prozess

Der Innovations-Entscheidungsprozess ist ein Phasenmodell nach Rogers (2003, S. 168-218). Es stellt die Mechanismen, Entscheidungen und Handlungen auf der Mikroebene dar. Rogers nimmt an, dass die Übernahme einer Innovation kein spontaner Akt ist, sondern er durch klar aufgezeigte Vor- und Nachteile gekennzeichnet ist, welche die Entscheidung beeinflussen. Das Phasenmodell besteht aus 5 Stufen, welche nach Rogers (2003, S. 178) nicht immer direkt nacheinander ablaufen müssen, sondern sich auch überlappen, gleichzeitig oder versetzt ablaufen können.

Das Phasenmodell ist hier dargestellt.

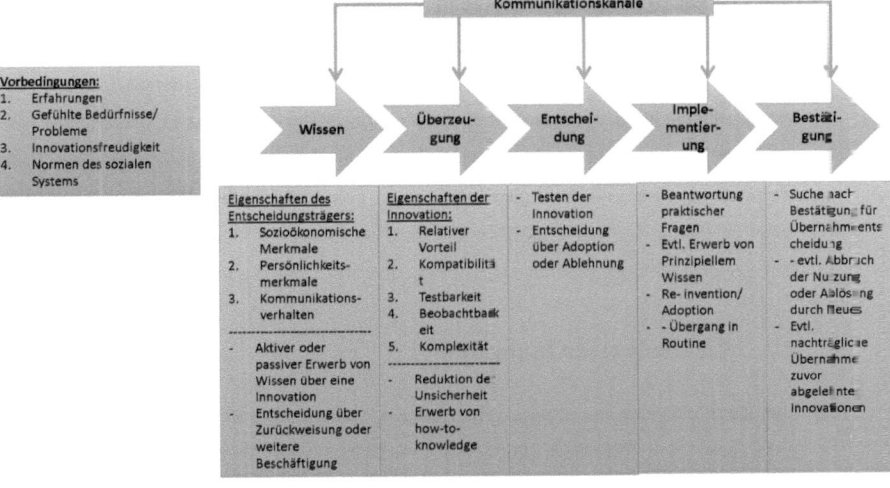

Abb. 5: Phasenmodell nach Rogers (2003, S. 168-218)

1. Wissen (knowlege): Bei der Stufe Wissen geht es um die Kenntnisnahme einer Innovation und der Funktionsweise. Der Erwerb dieses Wissens wird dabei von

- den sozioökonomischen Eigenschaften (Bildung etc.)
- der Persönlichkeitsmerkmalen (Offenheit etc.)
- dem Kommunikationsverhalten (Kommunikation etc.)

   beeinflusst (Arnold & Klee, 2016, S. 12)

   In dieser Phase des Innovation-Entscheidungs-Prozesses wird entweder das erste Interesse geweckt oder das Projekt zurückgewiesen.

2. Überzeugung (persuasion): Im Rahmen der Überzeugung entscheidet das Unternehmen oder die Person, wie sie zu der Innovation eingestellt ist. Durch die verschiedenen Merkmale der Innovation kann die Ablehnung oder Akzeptanz beeinflusst werden.

3. Entscheidung (decision): Innerhalb der Entscheidungsphase beschließt das Unternehmen oder die Person darüber, ob die Innovation angenommen oder abgelehnt wird.

4. Implementierung (implementation): Im Fall der Akzeptanz der Innovation wird diese schließlich verwendet.

5. Bestätigung (confirmation): Die Bestätigungsphase ist eine Art Testlauf, welcher sich durch Unsicherheit des Einführers kennzeichnet. Er sucht Bestätigung bzw.

14

Kritik in Form von Feedback für die neue Innovation. Ist die Kritik zu hoch und die Anwender sind unzufrieden oder eine andere, überlegene Innovation steht zur Verfügung wird die bestehende Innovation verworfen bzw. ersetzt.

Die wichtigste Phase des Innovations-Entscheidungs-Prozesses ist die Überzeugung. Hier wird die Haltung zur Innovation geprägt, welche Einfluss auf die Entscheidung hat. Viele Verkaufsprogramme/-schulungen haben ihren Fokus draufgelegt. Die neue Innovation muss zu dem jeweiligen Unternehmen/ der Person passen. Dabei ist zu beachten, dass eine positive Haltung gegenüber der Innovation nicht immer zur Einführung dieser führt.

2.2 Merkmale einer Innovation

Vor allem in der zweiten Phase „Überzeugung" haben die wahrgenommenen Merkmale einer Innovation eine Auswirkung. Hier wird entschieden, ob die Informationen glaubwürdig sind oder nur interpretiert.

Die Merkmale, auf die es ankommt sind nach Rogers (2003, S. 221ff.) folgende:

Relativer Vorteil: relativer Vorteil in Funktion und Eigenschaften, ökonomische und in sozialen Aspekten.

Kompatibilität: Zusammenpassen der Innovation mit den Bedürfnissen des Nutzers und seinen Werten und Gewohnheiten zu bestehenden Produkten.

Komplexität: Je komplexer die Innovation, desto schwerer ist es für den Nutzer die Vorteile wahrzunehmen.

Testbarkeit: Kann die Innovation ausprobiert werden? Wenn ein Test möglich ist, macht es das dem Nutzer einfacher eine Bewertung abzugeben.

Beobachtbarkeit: Gibt es schon einen aktuellen Nutzer bei dem Vor- und Nachteile beobachtbar sind?

2.3 Schwierigkeiten bei der Akzeptanz

Ob eine Innovation erfolgreich eingesetzt werden kann, hängt immer von allen Beteiligten ab. Das bedeutet nicht nur vom Bereitsteller, sondern auch vom Nutzer direkt.

Ein relativer Vorteil der Innovation kann in der Funktion und der Eigenschaften im ökonomischen und/oder sozialen Aspekt vorliegen damit diese als Vorteil wahrgenommen wird. Ein Beispiel dafür kann der medizinisch- technische Fortschritt sein. Ab November 2018 soll laut Bremer Neurologe Andreas Peikert ein neues Medikament gegen Migräne auf den Markt kommen (Dölle, 2018). Bisher gibt es kein Medikament, welches speziell gegen Migräne entwickelt wurde. Die meisten Patienten helfen sich mit Ibuprofen oder Triptan selbst aus. Diese Medikamente sind rezeptfrei in jeder Apotheke zu erwerben. Wenn nichts mehr hilft, geht der Patient zum Arzt und holt sich ein Rezept für ein anderes Medikament. Diese sind nur zufällige Entdeckungen in Verbindung mit Migräne. Ursprünglich wurden diese für Epilepsie und Bluthochdruck entwickelt. Der neue Wirkstoff ist das erste vorbeugende Medikament und ist speziell für Migräniker entwickelt. Dabei besteht der Vorteil, dass es die Blut-Hirn-Schranke nicht übertritt und gut verträglich ist. Besonders bei Patienten, die mit den anderen Mitteln Schwierigkeiten hatten, soll es eine ansprechende Alternative sein (Dölle, 2018). Ob dieses Medikament wirklich erfolgreich angenommen wird, steht allerdings noch in den Sternen, da die Kosten für die Substanz hoch ist und auch nicht klar, ob das Medikament von der Krankenkasse übernommen wird (Dölle, 2018).

Die aus Amerika kommende Innovation der Retail Clinic, eine schnelle Möglichkeit zur Behandlung ohne Arzt naheliegend an z.B. einer Apotheke oder eines Einkaufszentrums, stößt auf Akzeptanzschwierigkeiten bei den Patienten. Bisher wurde jeder von einem Arzt behandelt. Dieser hat Jahre lang studiert und ist mit der Materie durchaus vertraut. In den Retail Clinics werden die Behandlungen von einer sogenannten „nurse practitioner" durchgeführt, also keinem Arzt. Aufgrund der bestehenden Werte der Patienten in Deutschland könnte es schwierig sein diese Innovation auch hier einzuführen. Es wäre schwierig die Retail Clinics mit den ambulanten Praxen zu verbinden oder diese Arbeit abzunehmen, da die Patienten sich bei einem „Nichtarzt" schlechter aufgehoben fühlen als bei dem richtig studierten und anerkannten Arzt.

Die Komplexität einer Innovation ist ebenfalls zur Bewertung wichtig. Ist die Innovation einfach, ist sie leichter mit allen Vorteilen zu verstehen. Ist es aber komplex, macht es das dem Nutzer schwer einen Vorteil zu erkennen. Ein Beispiel dafür kann eine Alternativmöglichkeit zu der Fallpauschale, Abrechnungssystem des stationären Bereichs, sein. Diese Alternative nennt sich Globalbudget. Dabei würde jedes Krankenhaus zuerst keinen Geldbetrag erhalten, sondern wird nach einem bestimmten Punktewert bewertet. Das sogenannte Globalbudget ist die Summe aller Werte der Krankenhäuser und stellt den Basiswert dar. Die Krankenhäuser werden dann nach Punkten abgerechnet. Wird mehr als der Punktwert abgerechnet, sinkt der Erlös jedes Krankenhauses (Fleßa, 2018, K. 3.1.3). Die Schwierigkeit der Akzeptanz ist dabei nicht nur das System an sich, sondern dass diese Änderung national durchgeführt werden muss. Das bedeutet, dass jedes Krankenhaus bewertet und eingeordnet werden muss.

Zudem ist gerade erst die Fallpauschale 2010 eingeführt worden. Zudem wird das Krankenhaus eher zum Sparen angehalten, und es geht weniger um die Gesundheit des Menschen im Allgemeinen.

Die Testbarkeit einer Innovation ist in Deutschland gesetzlich geregelt. Dafür gibt es Rahmenbedingungen, die es ermöglichen innovative Versorungsformen zu testen und ausgiebig unter die Lupe zu nehmen, bevor sie evtl. auf die ganze Nation angewandt werden. Dabei ist für die Bundesregierung die Beobachtbarkeit gewährleistet. Es kann, z.B., das Gesunde Kinzigtal beobachtet werden. Die Vor- und Nachteile können dann bearbeitet und für eine allgemeine nationale Änderung ein Vorreiter darstellen.

3 Kreativitätstechniken

In den folgenden Punkten werden zwei Kreativitätsttechniken beschreiben und auf die Anwendungsfreundlichkeit für das Gesundheitswesen geprüft.

3.1 Der „Morphologische Kasten"

Der Morphologische Kasten ist eine von vielen Kreativitätstechniken in der Ideen-Findungs-Phase einer Innovation. Dieser stellt eine strukturierte und geordnete Vorgehensweise zur Generierung neuer Lösungen dar.

Dieser hat einen bestimmten Ablauf (Wiegand, 2004, S. 447f):

1. Das Problem muss definiert werden
2. Danach wir der morphologische Kasten aufgezeichnet (eine Tabelle mit mehreren Spalten und Zeilen)
3. Die Parameter müssen festgelegt werden und werden in die linke Spalte eingetragen
4. Die Ausprägungen des jeweiligen Parameters wird in die zugehörige Zeite eingetragen
5. Lösungsalternativen können z.B. mit verschiedenen Farben oder Formen abgeleitet werden (pro Zeile eine Ausprägung auswählen)

6. Lösungsalternative aufschreiben

Dabei ist zu beachten, dass vorurteilslos gehandelt werden soll.

Die folgende Darstellung stellt den Morphologischen Kasten für einen neuen Esstisch dar.

Tab. 2: Beispiel morphologischer Kasten Esstisch (modifiziert nach Wiegand, 2004, S. 447f.)

Merkmale	Teillösungen					
	A	B	C	D	E	F
1. Anzahl normale Essplätze	1	2 ■	3 ▲	4 ●	5	6
2. Mögliche Vergrößerung Anzahl Essplätze	0 ■ ▲	+1	+2	+3	+4 ●	
3. Verbindungen	Angebaut mit Wand verbindung	Mit Möbelverbund ■	Freistehend ▲ ●			
4. Form Tischplatte	■ ●	▬	○ ▲	▲ ■	◆	
5. Material Tischplatte	Holz ▲	Metall ●	Kunststoff	Glas ■		
6. Anzahl Tischbeine	0 ■	1	2	3 ▲	4	6 ●
7. Material Tischbeine	Kein Material ■	Holz	Metall ●	Kunststoff	Glas	Kombi B&C ▲

Erklärung zur Darstellung:

An der linken Seite erkennt man die Parameter. In der jeweiligen Spalte findet man die Ausprägungen dieser Parameter. Die verschiedenen Zeichen, z.B. Kreis zeigt den jeweiligen Lösungsvorschlag auf. In diesem Fall bei Kreis „E n Esstisch mit 4 Essplätzen ohne Vergrößerungsmöglichkeit, sich frei im Raum befindend mit einer quadratischen Form aus Metall mit 6 Tischbeinen, welche ebenfalls aus Metall sind.

Aufgrund der systematisch gefundenen Lösung eignet der Prozess des morphologischen Kastens sich sehr gut für Produktinnovationen. Da diese Lösung jedoch nur mögliche Abwandlungen bzw. Alternativen des eigentlichen Produktes darstellen, eignet er sich nicht besonders gut für das Gesundheitswesen. Um es deutlich zu sagen, ein Esstisch ist immer ein Esstisch egal in welcher Variation man ihn auch ausbaut. Im

Gesundheitswesen müssen allerdings neue Möglichkeiten und Lösungen gefunden werden. Diese können nicht mit dem morphologischen Kasten entwickelt werden.

3.2 Gewählte Kreativitätstechnik

Besser als der morphologische Kasten eignet sich das Brainwritig. Es ist eine schriftliche Form des Brainstormings. Sie eignet sich besonders gut zur Vorbereitung von Projekten und systematischer Bearbeitung von Fragestellungen. Eine bekannte Methode des Brainwritings ist die 635 Methode. Der Hauptansatz ist dabei, gegenseitig auf die Ideen der Teilnehmer einzugehen und diese weiterzuentwickeln (Motte, 2009, S. 255). Die Vorgehensweise der 635 Methode wird im folgenden Punkt näher erläutert.

3.2.1 653 Methode

An der 635 Methode nehmen vorzugsweise 6 Teilnehmer teil, die jeweils 3 Ideen pro 5 Minuten Zeitintervall erst entwickeln und dann gegenseitig weiterentwickeln.

Materialien dafür sind Stift und ein vorgefertigtes Formular mit einer 5x3 (vertik. /horizont.) Tabelle.

Die Methode startet nun, indem jeder Teilnehmer 3 Ideen in die obere Zeile innerhalb von 5 Minuten aufschreibt. Sobald die 5 Minuten um sind, gibt jeder Teilnehmer sein Formular z.B. im Uhrzeigersinn an den Nachbarn und bekommt selbst auch ein Formular vom anderen Nachbar. Nun werden die Ideen weiterentwickelt oder Variationen der Hauptideen dargestellt. Dafür hat jeder Teilnehmer, wie in der ersten Runde 5 Minuten Zeit. Die Formulare werden solange weitergegeben und die Ideen weiterentwickelt, bis sie wieder beim Hauptideengeber angelangen. Anschließend werden die Ideen zusammengetragen, erläutert und diskutiert (Schmidt & Pfeifer, 2015, S. 536).

Diese Methode eignet sich besser als der morphologische Kasten, da neue Lösungen gefunden werden können. Es können Anfangsideen kreativ weiterentwickelt werden. Es kann sogar sein, dass bei der 653 Methode mehrere Lösungen gefunden werden, die man dann mit z.B. mit Hilfe eines Scoringmodells bewerten muss um die beste Lösung dann in die Tat umzusetzen. Bei dem morphologischen Kasten folgen nur Alternativen eines bestimmten Produktes. Die 653 Methode ist kreativer und durch das schriftliche Fixieren kann man sie Lösung direkt erkennen und muss keine Verbindungen der Parameterausprägungen vorlegen. Das macht die Methode etwas übersichtlicher.

4 Innovationsrisiken

4.1 Risiken von Versorgungsinnovationen

Ob eine Innovation wirklich erfolgreich ist, hängt auch immer von dem Umfeld ab, in dem es getestet wurde. Bei dem Beispiel des Gesundes Kinzigtal ist sicherlich die Übertragungsmöglichkeit auf das gesamte Deutschland etwas kritisch. Die Voraussetzungen sind im Kinzigtal ganz andere als z.B. in Berlin Mitte. Es ist eine eher ländliche Region, die generell sehr vernetzt ist weil es nur wenig Einwohner gibt. Das Netzwerk kann sich regelmäßig treffen um sich zu updaten, man kennt sich persönlich und weiß, wer für was Spezialist ist. In Gesamt- Deutschland ist dies generell nicht anzuwenden. Eine Zwischenlösung für die einzelnen Regionen Deutschlands wäre noch nicht mal zu denken, da nie alle Ärzte zur gleichen Zeit einen Termin wahrnehmen können. Wird das Netzwerk nur pro z.B. Landkreis angeboten, macht es das für die Regierung schwer zu überprüfen ob alle Netzwerke auch gerecht der Rahmenbedingungen arbeiten. Es steht also der ständigen Verbesserung durch Neuheit im Gegen zum Kontrollierten- Jetzt. Bis eine Innovation auch in das letzte Dorf vorgedrungen ist und alle sich daran halten dauert es außerdem Jahre. Auch wenn Deutschland nicht eines der größten Länder ist, herrscht doch in einigen Regionen noch Unwissen über vielerlei bürokratische Vorgänge. Wird das Prinzip des Gesundes Kinzigtal nun auf die gesamte Nation ausgebreitet, könnte es in einigen Regionen Umsetzungsschwierigkeiten geben. Vor allem auch in den eher ländlichen Regionen in den jetzt schon eine Art Arztarmut herrscht. Die Problematik dahinter, dass auch die Präventiven Maßnahmen in diesen Regionen aufgrund von Personalmangel nicht angeboten werden können, sind hoch. Zudem arbeitet das Programm des Gesunden Kinzigtal auch zugunsten des demografischen Wandels. Wird ein Mensch gar nicht erst zu einem Patienten, dementsprechend also nicht krank, lebt er mit hoher Wahrscheinlichkeit länger und ist ein Teil der Altersverschiebung. Demnach gibt es mehr länger lebende, gesunde Menschen und noch immer noch ein geringer Zuwachs an Jungen.

4.2 Bewertung und Evaluation von Innovationsrisiken neuer Versorgungsformen

Ideen sollten nicht nur entwickelt, sondern auch bewertet und selektiert werden. Innovationen, die falsch ausgewählt werden, können zu hohen Folge- und/oder Opportunitätskosten führen. Grundsätzlich wird im Rahmen des Innovationsprozesses zwischen unternehmensbasierter und marktorientierter Bewertung unterschieden (Dietrich, 20189, S. 89f.).

4.2.1 Unternehmensbasierte Bewertung (Dietrich, 2018, S. 89f.)

Die unternehmensbasierte Bewertung bezieht sich immer auf die organisatorische und technische Machbarkeit der Innovation.

4.2.1.1 Organisatorische Machbarkeit

Die organisatorische Machbarkeit schließt immer die strukturelle, personelle und kulturelle Voraussetzung des Unternehmens ein.

4.2.1.2 Technische Machbarkeit

Im Gesundheitswesen geht es nicht nur um die produkttechnische, sondern vor allem um die Bewertung durch den Bundesausschuss. Von diesem hängt es ab, ob eine Innovation z.B. von der gesetzlichen Krankenkasse erstattet wird. Basis dafür bildet die technologieorientierete Bewertung. Es werden nach Entwicklung der Innovation diese ausgibig getestet, um das Innovationsrisiko auf der medizinisch-technischen Ebene so gering wie möglich zu halten.

4.2.1.2.1 Evidence Based Medicine

Bei der auf evidenzbasierende Medizin wird die gegenwärtig beste verfügbare wissentschftliche Evidenz (z.B. durch Studien) genutzt, um eine Entscheidung in der medizinischen Versorgung zu treffen. Diese z.B. Studien stammen aus systematischer Forschung.

4.2.1.2.2 Health Technology Assessment

Beim HTA geht es um die systematische, evidenzbasierende Bewertung gesundheitsrelevanter Verfahren und Technologien im Hinblick auf deren Effekte auf die Gesundheit. Hier stehen einmal das Individuum und auch die Auswirkungen auf die gesamte

Gesellschaft im Vordergrund. Es werden nicht nur die medizinischen Auswirkungen berücksichtigt, sondern auch die ökonomischen, ethischen, sozialen und rechtlichen hinzugezogen. Diese Form der Bewertung wird eher für Therapieformen oder Diagnoseverfahren genutzt und ist gleichzeitig ein Instrument zur Entscheidungsfindung bei der Aufnahme oder der Zurückweisung neuer Verfahren und Technologien in der medizinischen Regelversorgung.

4.2.1.2.3 Gesundheitsökonomische Evaluation

Die gesundheitsökonomische Evaluation vergleicht die Kosten und Ergebnisse von medizinischen Maßnahmen und Technologien.

4.2.2   Marktorientierte Bewertung (Dietrich, 2018, S.91f.)

Insbesondere bei der Umstellung von Versorgungsstrukturen ist die Marktbewertung besonders erfolgskritisch. Für eine marktorientierte Bewertung sollten Techniken der Präferenzanalyse zum Einsatz kommen und Informationsmanagement betrieben werden. Eine Analyse, die sich dafür besonders eigen ist die Conjoint- Analyse.

4.2.2.1 Conjoint- Analyse

Die Conjoint- Analyse ist eine multivariante Analysemethode zur Bestimmung des Einflusses bestimmter Merkmale eines Produktes oder einer Dienstleistung.
Grundfsätzlich läuft eine Conjoint- Analyse wie folgt ab.

1. Festlegung relevanter Eigenschaften und deren Ausprägung
2. Festlegung des Erhebungsdesigns
3. Analyse durchführen
4. Auswertung

4.2.2.2 Scoring- Modell

Auch das Scoring- Modell, ähnlich wie die Conjoint-Analyse eignet sich zur Bewertung einer Innovation.

Zunächst wird eine Liste aller relevanten Kriterien erstellt und auf einer Skala von eins bis zehn gewichtet. Alle Ideen werden nun auch auf einer Skala von eins bis zehn bewertet. Die Bewertung wird anschließend mit der jeweiligen Gewichtung multipliziert. Zum Schluss werden die Ergebnisse einer Idee miteinander addiert. Die Idee mit der höchsten Endsumme, ist dann die Bedeutendste.

5   Literaturverzeichnis

Amelung, V., & Wagner, C. (2010). Neue Versorgungsformen und Versorgungsforschung. In: Brinkmann, J. (Hrsg.) *Case Management - Organisationsentwicklung und Change Management in Gesundheits- und Sozialunternehmen* (S. 169-200). Wiesbaden: Gabler.

Arnold, C., & Klee, C. (2016). *Akzeptanz von Produktinnovationen*. Wiesbaden: Springer Fachmedien Wiesbaden.

Amelung, V. E. (2007). *Managed Care- Neue Wege im Gesundheitsmanagement* (4. Aufl.). Wiesbaden: Gabler.

Bertelsmann Stiftung (2014). *Faktencheck Gesundheit, Regionale Verteilung von Arztsitzen*. Gütersloh.

Binder, A. (2014) *Die Wirkung des morbilitätsorientierten Risikostrukturausgleichs auf innovative Versorgungsformen im deutschen Gesundheitswesen*. Dissertation, Universität der Bundeswehr. München: Springer Gabler.

Braun, B. et al. (2010). *Pauschalpatienten, Kurzlieger und Draufzahler- Auswirkungen der DRGs auf Versorgungsqualität und Arbeitsbedingungen im Krankenhaus*. Bern: Huber.

Braun, G.E., Güssow, J. & Schumann, A. (2009). *Innovative Versorgungsformen im Gesundheitswesen- Konzepte und Praxisbeispiele erfolgreicher Finanzierung und Vergütung*. Köln: Dt. Ärzte Verlag.

Bundesministerium für Gesundheit (BMG) (2009). *Auswertung des BMG- Fragekatalogs zu den Erfahrungen mit der DRG- Einführung*. Berlin.

Dietrich, M. (2018). *Studienbrief „Gesundheitsmanagement III- Versorgungsmanagement"*. Saarbrücken: Deutsche Hochschule für Prävention und Gesundheitsmanagement.

Dölle, S. (2018). *Neues Medikament gegen Migräne*. Zugriff am 22.10.2018 um 16:55Uhr. Verfügbar unter https://www.weser-kurier.de/bremen/bremen-stadt_artikel,-neues-medikament-gegen-migraene-_arid,1774167.html

Fleßa, S. (2018). *Systematisches Krankenhausmanagement*. Berlin/ Bosten: Walter de Gruyen.

Gerlinger, T. (2018). Baustelle Gesundheitssystem. Aktuelle Herausforderungen in der Gesundheitspolitik- Essay. In Bundeszentrale für politische Bildung (Hrsg.). *Aus Politik und Zeitgeschichte* (APVZ 24/2018) Bonn. Verfügbar unter http://www.bpb.de/a-puz/270312/baustelle-gesundheitssystem-aktuelleherausforderungen-in-der-gesund-heitspolitik-essay?p=all#footnode12-12

Gerlof, H. (2017). Netzärzte vereinfachen Honorarsystem in DNP in *Der Neurologe & Psychater* (Volume 18, Issue 3, S. 66). : Springer Medizin2017.

Gesundes Kinzigtal (2018). *Internetseite Reiter Über urs, Evaluationen,Partner, Kooperationen, Evaluationen* Zugriff am 08.10.2018 um 17:04 Uhr. Verfügbar unter https://www.gesundes-kinzigtal.de/

Ipsos Communications Germany (2018) *Deutsche sehen Personalmangel als größtes Problem im Gesundheitssystem*. Zugriff am 17.10.2018 um 17:00Uhr. Verfügbar unter https://www.ipsos.com/de-de/deutsche-sehen-personalmangel-als-grosstes-problem-im-gesundheitssystem

Lessenich, S. & van Dyk, S. (2009). Ambivalenzen der (De-) Aktivierung: Altwerden im flexiblen Kapitalismus in Hans- Böckler- Stiftung. *WSI- Mitteilung 10/2009*, S. 540-546.

Lüngen, M. et al. (2008). Waiting Times für Elective Treatments According to Insurance Status: A Randomize Empirial Study in Germany. In *International Journal of Equity in Health* (1/2008, S. 1-7).

Motte, P. (2009). *Moderieren, Präsentieren, Faszinieren.* Dortmund: W3L.

OptiMedis AG (2017). *Gesundes Kintigtal führt 2018 Direkthonorierung für ärztliche Leistungspartner ein.* Zugriff am 11.10.2018 um 17:41. Verfügbar unter https://optimedis.de/aktuelles/742-optimedium-april-2017?start=2

Pimperl, A. (2015). *Strategieentwicklung in integrierten Versorgungsunternehmen unter Nutzung von GKV- Routinedaten.* Hamburg: disserta.

Rogers, E. M. (2003). *Diffusion of innovations* (5th ed). New York: Free Press.

Rothgang, H. & Dornhoff, D. (2017). *Beitragssatzeffekte und Verteidigungswirkungen der Einführung einer „Solidarischen Gesundheits- und Pflegeversicherung".* Gutachten im Auftrag der Bundesfraktion Die Linke und der Rosa-Luxemburg- Stiftung Verfügbar unter http://www.rosalux.de/fileadmin/rls_uploads/pdfs/Studien/Solidarische_Gesundheits-_und_Pflegeversicherung__Mai_2017.pdf

Sachverständigenrat zur Begutachtung der Entwicklung im Gesundheitswesen (2007). Integrierte Versorgung in der GKV: Entwicklung, Stand und Perspektiven. Zugriff am 04.10.2018 um 17:25 Uhr. Verfügbar unter https://www.svr-gesundheit.de/index.php?id=81

Scheinert, H.D., Staub, C., Riegel, T. Strehlau- Schwoll, H., Schmolling, K., Tschubar, F. & Schmitz, H. (2000). *Krankenhausabrechnung für Ärzte- Grundlagen Entgeldkombinationen Erlösbudgets Fallpauschalen ICD 10.* Berlin- Heidelberg: Springer.

Schmidt, R. & Pfeifer, T. (2015). *Qualitätsmanagement. Strategien- Methoden- Techniken* (5. Überarb. Aufl.). München: Hanser.

Sozialgesetzbuch SGB V (2018). Hauck, K. & Nofitz, W. (Hrsg). Berlin: Erich Schmidt.

Wiegand, J. (2004). *Handbuch Planungserfolg*. Zürich Hochschulverlag.

Zantow, R. & Dinauer, J. (2011). *Finanzwirtschaft des Unternehmens- Die Grundlagen des modernen Finanzmanagements* (3. Akt. Aufl.). München: Pearson Studium.

6 Abbildungs- und Tabellenverzeichnis

6.1 Abbildungsverzeichnis

6.2 Tabellenverzeichnis

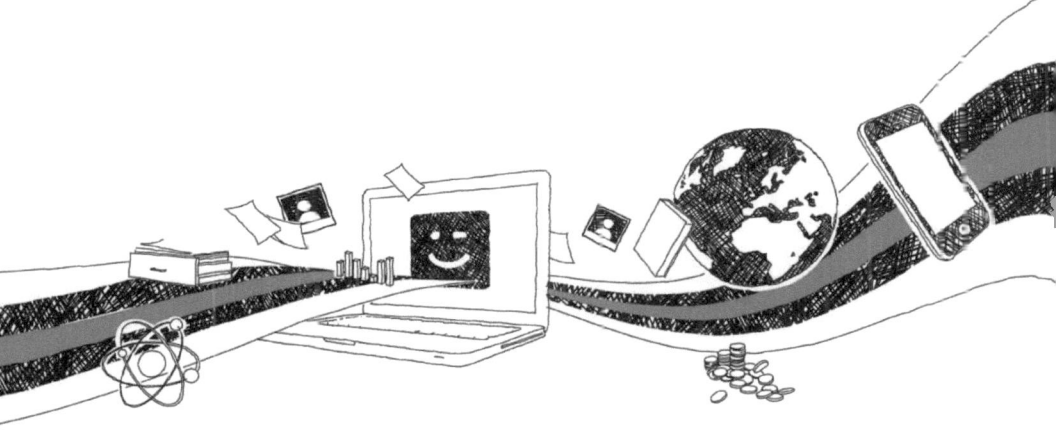
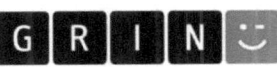